Cordula Frenken

Elternarbeit in der logopädischen Therapie von kindlichem Mutismus

AF153179

Cordula Frenken

Elternarbeit in der logopädischen Therapie von kindlichem Mutismus

Vorstellung und Vergleich verschiedener Therapiekonzepte

Reihe Humanwissenschaften

Impressum / Imprint

Bibliografische Information der Deutschen Nationalbibliothek: Die Deutsche Nationalbibliothek verzeichnet diese Publikation in der Deutschen Nationalbibliografie; detaillierte bibliografische Daten sind im Internet über http://dnb.d-nb.de abrufbar.
Alle in diesem Buch genannten Marken und Produktnamen unterliegen warenzeichen-, marken- oder patentrechtlichem Schutz bzw. sind Warenzeichen oder eingetragene Warenzeichen der jeweiligen Inhaber. Die Wiedergabe von Marken, Produktnamen, Gebrauchsnamen, Handelsnamen, Warenbezeichnungen u.s.w. in diesem Werk berechtigt auch ohne besondere Kennzeichnung nicht zu der Annahme, dass solche Namen im Sinne der Warenzeichen- und Markenschutzgesetzgebung als frei zu betrachten wären und daher von jedermann benutzt werden dürften.

Bibliographic information published by the Deutsche Nationalbibliothek: The Deutsche Nationalbibliothek lists this publication in the Deutsche Nationalbibliografie; detailed bibliographic data are available in the Internet at http://dnb.d-nb.de.
Any brand names and product names mentioned in this book are subject to trademark, brand or patent protection and are trademarks or registered trademarks of their respective holders. The use of brand names, product names, common names, trade names, product descriptions etc. even without a particular marking in this works is in no way to be construed to mean that such names may be regarded as unrestricted in respect of trademark and brand protection legislation and could thus be used by anyone.

Coverbild / Cover image: www.ingimage.com

Verlag / Publisher:
AV Akademikerverlag
ist ein Imprint der / is a trademark of
OmniScriptum GmbH & Co. KG
Heinrich-Böcking-Str. 6-8, 66121 Saarbrücken, Deutschland / Germany
Email: info@akademikerverlag.de

Herstellung: siehe letzte Seite /
Printed at: see last page
ISBN: 978-3-639-47780-1

Elternarbeit in der logopädischen Therapie von kindlichem Mutismus

Die Bachelorarbeit beschäftigt sich mit der Beschreibung von Elternarbeit in der logopädischen Therapie von kindlichem Mutismus. Die vorliegende Literaturarbeit zeigt, wie Modelle der Elternarbeit in der logopädischen Therapie von kindlichem Mutismus in nationaler und internationaler Literatur dargestellt, integriert und angewendet werden. Dazu werden sowohl fünf Modelle der Elternarbeit erläutert, als auch fünf Therapiekonzepte aus der kindlichen Mutismustherapie mit dem Aspekt der Elternarbeit vorgestellt. Weiter werden die verschiedenen Modelle der Elternarbeit in den jeweiligen Therapiekonzepten aufgezeigt. Es wird beschrieben, dass in die logopädischen Therapiekonzepte von kindlichem Mutismus bereits verschiedene Kombinationen der Elternarbeit gehören. Es konnte jedoch kein Therapiekonzept gefunden werden, welches nur ein Modell der Elternarbeit verwendet.

Schlagwörter: selektiver Mutismus, Elternarbeit, Modelle, Therapiekonzepte, Logopädie

Aspects of parental work in speech and language therapy of selective mutism

This bachelor thesis deals with the description of parental work in speech therapy of selective mutism. The presented literary survey shows the depiction, integration and implementation of parental work models in the speech therapy of selective mutism in national and international literature. Therefore five models of parental work are explained and five concepts of speech therapy for selective mutism with aspects of parental work are introduced. Further the models of parental work in concepts of speech therapy are being elucidated. It describes that various combinations of parental work already belong to the concepts of speech therapy of selective mutism. But no concept of therapy could be found that using just only one model of parental work.

Keywords: selective mutism, parental work, models, concepts of therapy, speech and language therapy

Inhalt

1. Einleitung

Die vorliegende Literaturarbeit richtet den Fokus auf die Beschreibung der Integration von Elternarbeit in der logopädischen Therapie von kindlichem bzw. selektivem Mutismus. Hierbei werden Therapieformen und Ansätze zur Integration der Elternarbeit in eine logopädische Therapie beschrieben.

Ziel der Arbeit ist es, Ansätze aufzuzeigen, wie Eltern in eine logopädische Therapie von kindlichem Mutismus einbezogen werden können, weshalb Elternarbeit als wichtig erscheint und welche Auswirkungen die Therapie auf das Verhalten der Kinder und der Eltern haben kann.

Grundlagen dafür bilden verschiedene theoretische Ansätze aus der nationalen und internationalen Literatur. Die Arbeit soll Logopäden eine Übersicht darüber geben, welche therapeutischen Konzepte in der logopädischen Mutismustherapie mit dem Baustein Elternarbeit versehen sind. Logopäden soll damit ermöglicht werden, nach Durchsicht der Arbeit zu erkennen, welche Therapiemethoden eine kindliche Mutismustherapie bietet und welche Aspekte der Elternarbeit berücksichtigt werden können. Weiterhin haben Logopäden die Möglichkeit, sich mit einem sehr diffizilen Störungsbild mit hohen Ansprüchen an den Therapeuten auseinanderzusetzen und sich ebenso sicher im Umgang mit dem mutistischen Kind wie auch mit dessen Eltern zu fühlen.

2. Hinführung zum Thema

Um die selektive Mutismustherapie mit dem Aspekt der Elternarbeit präzise einordnen und unterscheiden zu können, wird nachfolgend auf die Begriffsklärung näher eingegangen. Dabei werden zunächst das Störungsbild des selektiven Mutismus und die differentialdiagnostische Abgrenzung erläutert. Im nächsten Punkt wird die Elternarbeit allgemein in der logopädischen Therapie durch verschiedene Modelle dargestellt. Im letzten Punkt des zweiten Kapitels wird aufgezeigt, wie eine mögliche Einbindung von Elternarbeit in die logopädische Therapie bei selektivem Mutismus aus aktueller Sicht dargestellt wird. Dazu werden bereits erarbeitete Konzepte verschiedener Autoren vorgestellt.

2.1 Störungsbild des selektiven Mutismus

Selektiver Mutismus: lateinisch „mutus" = stumm.

Der selektive Mutismus tritt zwischen dem dritten und siebten Lebensjahr auf (vgl. Bahr, 2007; Hartmann, 2007; Katz-Bernstein, 2007). Der Terminus bezeichnet eine emotionale psychische Störung, bei der die sprachliche Kommunikation sehr stark eingeschränkt ist, obwohl eine abgeschlossene Sprachentwicklung bzw. die physiologische Funktion der Sprechwerkzeuge vorhanden ist (Hartmann, 2007).
Jedoch muss an dieser Stelle erwähnt werden, dass Kinder, welche unter selektivem Mutismus leiden, keineswegs total stumm sind. Sie kommunizieren lediglich mit bestimmten Personen verbal. Meist mit Menschen des nahen Umfeldes, wie Eltern oder Geschwistern (Hartmann, 2007).

Unter einer Sprachstörung im herkömmlichen Sinne lässt sich der selektive Mutismus nicht einordnen. Vielmehr ist der selektive Mutismus ein zeitlich begrenzter, angstbedingter Sprechabbruch in bestimmten sozialen Situationen oder in Anwesenheit unbewusst ausgewählter Personen (Katz-Bernstein, 2007).

Ein auffälliges Symptom, welches den selektiven Mutismus charakterisiert, ist, dass die Produktion jeglicher Art von Lautäußerungen nicht zugelassen wird. Darunter fällt nicht nur das Sprechen, sondern auch das Weinen, Lachen, Husten und Räuspern etc. (vgl. Antoynatan, 1986; Kürscher, 1998; Sharkey, McNicholas, Barry, Ahern, 2008; Hoffman, Laub, 1986; Rosenberg, Lindblad, 1978; Goll, 1979; Melfsen, Warnke, 2007; Dow, Sonies, Scheib, Moss, Leonard, 1995).

Das Störungsbild „elektiver Mutismus" wird erstmals 1934 von Tramer als solcher bezeichnet (Tramer, 1934). Knapp 50 Jahre später schlägt Hesselman den Begriff „selektiver Mutismus" vor, da dieser die Störung treffender beschreibt (Hesselman, 3 1983). Der Begriff „elektiver Mutismus" vermittelt die freie Wahl, in welchen Situationen und mit welchen Personen gesprochen wird. Dagegen lässt der Begriff „selektiver Mutismus" keine Wahl zu und es wird keine willentliche Kontrolle suggeriert (Melfsen, Warnke, 2007).

Der selektive Mutismus tritt in einer Häufigkeit von 0,8 % bei Kindern bis zum zehnten Lebensjahr auf. Dies entspricht ca. 1-2 % der Gesamtpopulation (vgl. Braun, 1999; Schoor, 2001; Remschmidt, 2001).

Die International Classification of Diseases and Related Health Problems (ICD-10-GM-2000) (vgl. Dilling, Mambour, Schmidt, 2000) beschreibt den selektiven Mutismus wie folgt:

Selektiver Mutismus ist durch eine deutliche, emotional bedingte Selektivität des Sprechens charakterisiert, sodass das Kind in einigen Situationen spricht, in anderen definierbaren Situationen jedoch nicht. Diese Störung ist üblicherweise mit besonderen Persönlichkeitsmerkmalen wie Sozialangst, Rückzug, Empfindsamkeit oder Widerstand verbunden. (S. 310)

Im Kapitel „Psychische Verhaltensstörungen" der ICD-10-GM-2010 ist der „selektive Mutismus" der Untergruppe „Verhaltens- und emotionale Störungen mit Beginn in der Kindheit und Jugend" (F90 - F98) zugeordnet.

Die Frage nach Geschlechtsspezifität wurde bislang in der Fachliteratur noch nicht abschließend geklärt. Ältere Untersuchungen bis zum Jahr 1986 weisen auf eine deutliche geschlechtliche Prävalenz der männlichen Seite hin (vgl. Spieler, 1944; Brumetz, 1979; Lowenstein, 1979; Altshuler, Cummings, Mills, 1986). Dagegen zeigen spätere Untersuchungen, dass das Störungsbild selektiver Mutismus beim weiblichen Geschlecht häufiger diagnostiziert wird (vgl. Sluckin, Foreman, Herbert, 1991; Black, Uhde, 1995; Dummit, Klein, Tancer, Asche, Martin, 1996).

Differentialdiagnostisch betrachtet wird der kindliche oder selektive Mutismus durch seine Leitsymptomatik, das Schweigen, erkannt (vgl. Dilling, Mambour, Schmidt, 2000; Bahr, 2007; Hartmann, 2007, Katz-

8

Bernstein, 2007). Allerdings gibt es noch weitere Störungsbilder, welche ebenfalls durch das Schweigen definiert werden.

Eine große Ähnlichkeit zum selektiven Mutismus weist der Autismus auf. Ein intaktes Sozialverhalten und das Fehlen von Stereotypien unterscheiden das mutistische Störungsbild jedoch vom autistischen (Heinemann, 2004). Wahnsymptome, ähnlich wie bei Schizophrenie oder Psychosen treten beim selektiven Mutismus nicht auf (Schoor, 2002). Es handelt sich ebenfalls nicht um selektiven Mutismus, wenn das Kind aus Trotz, Trauerarbeit oder Vermeidungsverhalten schweigt. Auch Stottern, Stammeln, Poltern und ein fehlendes Sprachverständnis können einen selektiven Mutismus nicht charakterisieren (vgl. Dilling, Mambour, Schmidt, 2000; Bahr, 2007; Hartmann, 2007; Katz-Bernstein, 2007).

2.2 Ätiologie

Die Symptomatologie und Klassifikation von selektivem Mutismus zeigen, dass von einem „einheitlichen Erscheinungsbild des mutistischen Patienten, abgesehen von der Gemeinsamkeit des Schweigens selbst, nicht ausgegangen werden kann" (Hartmann, 2007, S. 71). Hartmann stellt 2007 fest, dass ebenso viele Ursachen diese Störung ausmachen, wie Erscheinungsformen auftreten. Immer wieder ist zu lesen, dass einzelne Faktoren für die Ätiologie des Mutismus die Ausnahme darstellen (vgl. Katz-Bernstein, 2007; Hartmann, 2007; Bahr, 2007; Melfsen, Warnke, 2007). Hartmann spricht von einer Polyätiologie, wobei auch er nicht ausschließt, dass einzelne Faktoren eine stärkere Gewichtung finden als andere (Hartmann, 2007). Melfsen und Warnke machen auf die historische Sicht aufmerksam, wonach der selektive

9

Mutismus auf ein Trauma zurückzuführen ist (Melfsen, Warnke 2007). Neuere Forschungen dagegen zeigen, dass biologische Komponenten, Modelllernen, Kulturwechsel sowie Erschwerungen des Spracherwerbs als sich gegenseitig beeinflussende Risikofaktoren angenommen werden (vgl. Hartmann, 2007; Bahr, 2007; Dow et al. 1999).

Es werden nach Hartmann (2007) zwei Hauptgruppen von Faktoren unterschieden, welche das mutistische Störungsbild begünstigen können. Die Hauptgruppen psychologische und isomatische Faktoren werden in den nächsten Punkten dargestellt (Hartmann, 2007).

2.2.1 Psychologische Faktoren

Die Gruppe der psychologischen Faktoren lässt sich nach Hartmann (2007) in psychoanalytische, lerntheoretische und milieutheoretische Ansätze unterteilen (Hartmann, 2007). Die Charakterisierung der einzelnen Ansätze wird in den nachfolgenden drei Punkten vorgenommen.

1) Psychoanalytischer Ansatz
In diesem Ansatz wird der selektive Mutismus als Ausdruck einer Neurose verstanden. Die Gefahr besteht, dass eine verdrängte Konfliktsituation zu einer neurotischen Symptomatik führen kann. Nach der Auslösung eines seelischen Konfliktes folgt das Schweigen als Reaktion auf ein traumatisches Ereignis. Das Schweigen, welches den selektiven Mutismus beschreibt, stellt eine Strategie oder besser einen Problemlösungsmechanismus dar.

2) Lerntheoretischer Ansatz

Der lerntheoretische Ansatz hat den Behaviorismus zur Grundlage. Es wird davon ausgegangen, dass das Verhalten ein Ergebnis von Lernprozessen ist. Auf die mutistische Symptomatik bezogen bedeutet das, dass der Mutist sprachliches Kommunizieren verlernt hat. In der Literatur sind die Erklärungsansätze der operanten Konditionierung und das Lernen am Modell in den Vordergrund getreten.

3) Milieutheoretischer Ansatz

Aus verschiedenen zusammengetragenen Studien, welche nach sozialer Schichtzugehörigkeit (Lesser-Katz, 1986; Sluckin, Foreman, Herbert, 1991), Berufen der Eltern (Sluckin, Foreman, Herbert, 1991; Kurth, Schweiger, 1972), Lebensumständen (Rösler, 1981), Charakteristika der Eltern (Hesselman, 1983; Goll, 1979), Vater-Kind-Beziehung (Lóránd, 1960; Kurth, Schweiger, 1972), sprachmotorischer Entwicklung (Kurth, Schweiger, 1972) und Geschwisterreichtum (Brown, Llyod, (1975) forschen, lassen sich Familienstrukturen erkennen, die das Schweigen begünstigen. Diese erforschten Auffälligkeiten geben Hartmann Anlass dazu, das familiäre Umfeld des betroffenen Kindes mit zu berücksichtigen (Hartmann, 2007).

2.2.2 Isomatische Faktoren

Wenn das äußere Erscheinungsbild des mutistischen Kindes betrachtet wird, dann stimmt die Fachliteratur dahingehend überein, dass sie als schwache, zarte, körperlich zurückgebliebene, asthenische und rachitische Kinder bezeichnet werden können (vgl. Spieler, 1944; Böhme, 1983; Hartmann, 2007; Bahr, 2007). Dieses Erscheinungsbild sollte nach Hartmann nicht als direkter ursächlicher Faktor gesehen werden, jedoch bei der Anamnese berücksichtigt werden (Hartmann, 2007). Die aufgeführten körperlichen Erscheinungen können eine Belastung für das Kind darstellen, die leicht durch eine seelische Anspannung zur Überforderung der Kinder führen kann. Die seelische Anspannung und körperliche Belastung drücken die selektiv mutistischen Kinder durch Schweigen aus (vgl. Hartmann, 2007; Bahr, 2007; Katz-Bernstein, 2007). Weitere pathologische Auffälligkeiten wie Depressionen, Schizophrenie und Psychosen können mit dem Störungsbild des selektiven Mutismus einhergehen (Hartmann, 2007). Hartmann stellt bereits 1997 fest, dass der selektive Mutismus zu einer gesamtpersönlichen Entwicklungsstörung zählt, welche jedoch nicht ursächlich, sondern ergänzend zu sehen ist (Hartmann, 1997, S. 64).

2.3 Therapieansätze

Ebenso wie bei der Therapie des selektiven Mutismus gilt der gleiche Leitsatz in der Diagnostik: „Der Patient sollte, soweit wie möglich, in seiner Ganzheit erfaßt werden" (Hartmann, 2007, S. 116).

Bevor jedoch eine Therapie begonnen werden kann, muss die gründliche Abklärung der Diagnose erfolgen. Dabei werden die Bereiche medizinische Untersuchung, psychomotorische Tests, Verhaltensbeobachtungen und Patienten- bzw. Familienanamnese genau betrachtet. Da der kindliche Mutismus wie bereits oben erwähnt einer Polyätiologie entspricht, wundert es nicht, dass auf mehreren Ebenen gleichzeitig therapeutisch gearbeitet wird (Hartmann, 1996).

Einige Autoren äußern sich zur Indikation von psychoanalytischen Therapien (Mertens, 2004) sowie Verhaltensänderungen, da die Symptomatik der mutistischen Kinder primär neurotisch bedingt ist und ein erlerntes Fehlverhalten darstellt (vgl. Paniagua, Saeed, 1987; Brand, 1987; Saloga, 1983). Daraus ergibt sich, dass die neurotischen Konflikte und traumatischen Ereignisse bei diesem Behandlungsansatz aufgedeckt werden müssen.

Wird selektiver Mutismus als erlerntes Verhalten angesehen, dann sorgt eine Verhaltenstherapie für den Abbau von unerwünschtem sozialem Verhalten. Im Anschluss daran wird gewünschtes soziales Verhalten aufgebaut (Hartmann, 2007).

Im Behandlungskonzept von Spieler (1944) merkt dieser bereits im Jahr 1944 an, dass, wenn selektiver Mutismus als Verhalten von einem vorgegebenen Modell übernommen wird, ein Milieuwechsel und somit das Trennen vom pathologischen Vorbild oder dessen Ersetzen durch ein physiologisches Vorbild einzuleiten ist.

Neben den psychologischen Therapieansätzen soll noch ein weiterer pädagogischer Therapieansatz aufgeführt werden. Hierbei geht man davon aus, dass selektiv mutistische Kinder schon frühzeitig eine seelische Störung erlitten haben, welche das Gefühlsleben und die Fähigkeit der Kontaktaufnahme betrifft. Bahr verwendet hierbei das Beispiel von Kindern, welche bereits im Säuglingsalter durch Schreien und Weinen keine Reaktion der Eltern erfahren haben (Bahr, 2007). Demnach können diese Kinder keine Gefühlsbeziehung zu den Eltern aufbauen und es entwickelt sich ebenfalls keine Vertrauenshaltung. Daher ist es nicht überraschend, dass diese Kinder nicht dem Wunsch nach Kommunikation nachkommen. Werden die Kinder beispielsweise durch Drohungen, Vorhaltungen, Verärgerung und Ungeduld unter Druck gesetzt, verstärkt sich das Gefühl der Kinder, isoliert zu sein (Hartmann, 2007). Betrachtet man diese Verunsicherung des Kindes im zwischenmenschlichen Bereich als Grundlage des selektiven Mutismus, so kann dieses Verhalten des Kindes nur durch eine Wiedergutmachung in eben diesem Bereich verändert werden.

Im pädagogischen Ansatz geht es darum, durch ein stabiles Vertrauensverhältnis die eigendynamischen Kräfte des Kindes zu mobilisieren, damit das Kind selbst in der Lage ist, die stillgelegten Strukturen der verbalen Kommunikation aufzubrechen und anzuwenden. Wichtig ist dabei, dass das Kind positive verbale Erfahrungen nachholen kann und dadurch das Interesse am Sprechen wiedererlangt. Es wird davon ausgegangen, dass durch das Wiederentdecken des eigenen Selbstwertgefühls der Mut zur Sprache gefördert wird. Dazu wird die grundsätzliche Bereitschaft des Pädagogen gefordert, welcher sich als Partner zu sprachfreien Dialogen bereithält. Dieser Ansatz fordert nicht primär die verbale Kommunikation, sondern hat zum Ziel, dass das Kind von sich aus wieder sprechen will (vgl. Melfsen, Warnke, 2007; Hartmann, 2007; Katz-Bernstein, 2007; Sharkey, McNicholas, 2008).

Im Verlauf dieser Arbeit wird auf die logopädischen Therapieansätze eingegangen. Die Elternarbeit ist dabei Bestandteil der Therapie, denn als primäre Bezugspersonen bilden die Eltern Verhaltensvorbilder und das Milieu für das Kind. Die Therapieinhalte wirken also unter Umständen nicht nur auf das Verhalten des Kindes, sondern auch auf das Verhalten der Eltern. Es wird deutlich, dass wie in der psychoanalytischen Therapie oder der Verhaltenstherapie eine Verhaltensänderung herbeigeführt werden soll, jedoch ist dies in der

Logopädie ein Nebenprodukt. Das Hauptaugenmerk in der logopädischen Arbeit liegt auf der Behandlung der Symptome des Kindes.

2.4 Logopädische Modelle der Elternarbeit

Alternativen der logopädischen Behandlung gibt es reichlich (Möller, Spreen-Rauscher, Schelten-Cornish, 2005). Mit deutlicher Einstimmigkeit weist die Fachliteratur darauf hin, dass gerade Eltern eine wichtige Rolle im sprachlichen Interventionsprozess ihrer Kinder spielen (Dehnhardt, Ritterfeld, 1998). Ebenfalls ist man sich darüber einig, dass die Einbindung von Eltern in die logopädische Therapie als sinnvoll anzusehen ist (Rossetti, 2001). So merkten Hoffman und Laub bereits 1986 an, „Continuing work with the family, according to them, also seems to serve to solidify the changes that have occurred in the child" (Hoffman, Laub, 1986, S. 137). Eltern in den Therapieverlauf zu integrieren, scheint bei Therapeuten einen stets steigenden Stellenwert zu erhalten. Allerdings wird dieser Aspekt noch viel zu gering in der Therapie von sprach- und kommunikationsgestörten Kindern berücksichtigt (vgl. Rossetti, 2001; Dehnhardt, Ritterfeld, 1998). Nach Dehnhardt und Ritterfeld kann die Forderung nach „konkreten handhabbaren Handanweisungen" (Dehnhardt, Ritterfeld, 1998, S. 128) nachvollzogen werden und dadurch eine Integration in die logopädische Therapie begünstigen. Es kann nur eine unzureichende Lösung sein, alleine durch Fortbildungsveranstaltungen im Bereich der Elternarbeit adäquat zu arbeiten. Vielmehr sind konkrete Handanweisungen (Leitlinien) von Nöten, um das strukturierte Arbeiten mit den Eltern zu ermöglichen (Dehnhardt, Ritter, 1998). Dehnhardt und Ritterfeld (1998) beklagen weiter, dass eine klare Struktur dahingehend, welche Modelle der Elternarbeit vorhanden sind, fehlt und die Therapeuten durch eine Vielzahl an verwirrenden Modellen an ihre Grenzen stoßen (Dehnhardt, Ritterfeld, 1998).

Dehnhardt und Ritterfeld (1998) differenzieren nach Weiß (1989, zit. n. Dehnhardt, Ritterfeld, 1998) zwei große Aufgabengebiete der Elternarbeit. Einerseits unterteilen sie das große Gebiet Elternarbeit in Elterninformation und -anleitung, wobei auf der anderen Seite die Elternberatung steht (Dehnhardt, Ritterfeld, 1998). Da die Elternberatung zur psychotherapeutischen Intervention zählt, wird hierauf in dieser Arbeit nicht näher eingegangen. Dennoch erkennt man Elternberatung durch Psychotherapeuten als Bestandteile der Therapiekonzepte von Sharkey (2008) und Hartmann (2007). Dagegen wird die Elterninformation und –anleitung genauer betrachtet. Aus diesen Elementen lassen sich fünf Modelle ableiten, welche nachfolgend näher beschrieben werden.

1) Laienmodell
Der Name dieses Modells bestimmt bereits die Hierarchie zwischen dem Therapeuten als Fachkraft und den Eltern als Laien. Dieses Modell definiert die Eltern lediglich als Quelle der Informationsbeschaffung bezüglich des Kindes. Es werden Vorschläge vonseiten des Therapeuten an die Eltern unterbreitet, wie sie den Umgang mit dem Kind in der Alltagssituation gestalten sollen. Dabei wird allerdings nicht auf spezielle Techniken und gezielte Übungen eingegangen. Der Therapeut nimmt keine Kontrolle der Elternarbeit vor. Das Laienmodell gilt heute als veraltet, ist aber dennoch weiterhin in der Praxis zu finden (Dehnhardt, Ritterfeld, 1998).

2) Ko-Therapeutenmodell

Dieses Modell betrachtet Eltern fundamental als Weggefährten ihrer Kinder. Da Eltern die meiste Zeit mit ihren Kindern verbringen, werden sie aktiv in die logopädische Therapie einbezogen. Neben der gemeinsamen Anamnese und Informationssammlung werden sie auch in sprachtherapeutische Techniken eingewiesen und mit wichtigen Übungen für das häusliche Lernen versorgt. Positiv an diesem Modell hervorzuheben ist, dass Kinder nicht mehr nur in den Therapieeinheiten üben, sondern die erlernten Übungen zu Hause gemeinsam mit ihren Eltern durchführen können. Somit ergibt sich eine größere Intensität und Kontinuität der Therapie, welche einen schnelleren Erfolg in der Spontansprache verzeichnen kann. Dabei ergibt sich eine quantitative Unterstützung vonseiten der Eltern im Alltag. Allerdings ist bei diesem Modell zu berücksichtigen, dass Eltern über die Qualität ihrer Arbeit keine Aussage machen können. Dies bedeutet, Eltern erhalten eine Anleitung darüber, wie sie gemeinsam mit dem Kind üben können, weisen allerdings kein therapeutisches Hintergrundwissen über ihr Tun auf.

3) Kooperationsmodell

Der ganzheitliche Ansatz dieses Modells bezieht Eltern komplett in die Therapie mit ein (Speck, 1983, zit. n. Dehnhardt, Ritterfeld, 1998). Eltern werden als gleichwertige Therapiepartner angesehen, welche durch Wissen über die eigenen Kinder die logopädische Therapie ergänzen können. Andersherum werden sie nicht durch den Therapeuten belehrt, sondern lediglich durch fundiertes Fachwissen ergänzend begleitet. Somit erhöht sich die Qualität der elterlichen Unterstützung. Es kann in der Therapie speziell auf Wünsche und Bedürfnisse vonseiten der Eltern eingegangen werden und zielorientiert darauf hin gearbeitet werden.

Daraus ergibt sich nicht nur ein schneller Transfer in die Spontansprache, es ist nebenbei auch möglich, nahe an Alltagssituationen zu therapieren.

4) Interaktionstraining

Individuelle Ziele der Eltern und Kinder sowie Interaktion zwischen Familienmitgliedern kennzeichnen das Interaktionstraining. Durch gezieltes Training der Eltern lernen diese, sich an den Bedürfnissen und Fähigkeiten ihrer Kinder zu orientieren und kindgerecht zu kommunizieren. Positive Verhaltensweisen den Kindern gegenüber werden durch den Therapeuten aufgezeigt und das korrekte Handeln bestätigt. Aber auch negative Aspekte werden erläutert und gemeinsam mit den Eltern zu positiven Einflüssen umgewandelt. Rollenspiele mit ihren Kindern bereiten Eltern auf tägliche Situationen im häuslichen Umfeld vor. Es werden positive Verhaltensweisen erlernt, welche, wenn sie erst verinnerlicht sind, ohne einen erheblichen Zeitaufwand im Alltag Anwendung finden können. Das Interaktionstraining bedeutet gleichzeitig für Kind und Eltern, neue Techniken zu erlernen. Sowohl das Kind als auch die Eltern stehen auf der Ebene der Lernenden. Dabei wird unbewusst das Verhalten der Eltern auf eine begünstigende Vorgehensweise im Umgang mit ihren Kindern gelenkt.

5) Geführte Beobachtung

Die geführte Beobachtung, als Modell der Elternarbeit, ist dadurch charakterisiert, dass Eltern an der logopädischen Kindertherapie teilnehmen. Den Eltern wird die Rolle des Beobachters zugeteilt. Dabei betrachten Eltern die Interaktion zwischen Therapeut und Kind und imitieren das Verhalten des Therapeuten. Sinnvolle Verhaltenstechniken dem Kind gegenüber sollen alleine durch Nachahmung erlernt werden.

Kritisch zu bedenken ist dabei, dass Eltern den Transfer in Alltagssituationen alleine bewältigen müssen. Sie erhalten keinerlei Anleitung durch den Therapeuten und dementsprechend auch kein Feedback. Jedoch wird eine Verhaltensänderung der Eltern erwartet, da sie bei dieser Form der Elternarbeit ihre Kinder aus einem anderen Blickwinkel beobachten können. Dabei sollen sie sehen, wie sich ihre Kinder unter einem anderen Einfluss verhalten, um diesen zu übernehmen.

Die fünf Modelle der Elternarbeit nach Dehnhardt und Ritterfeld (1998) sollen als Grundlage dienen, die unter Kapitel 4 aufgeführten Therapiekonzepte einzuordnen. Dabei wird bestimmt, welches Modell der Elternarbeit im jeweiligen vorgestellten Konzept wiederzufinden ist. Es lässt sich damit ebenfalls aufzeigen, welches Modell der Elternarbeit in der logopädischen Mutismustherapie gar nicht oder nur anteilig beschrieben wird.

2.5 Selektiver Mutismus in der Logopädie

Vor ca. 40 Jahren hat der selektive Mutismus Einzug in den Fachbereich der Logopädie gehalten und gilt dort als eine Störung der Kommunikation (Hartmann, 2007).
Die ersten Ansätze, Eltern in eine kindliche Mutismustherapie zu integrieren, waren zu Beginn der 1970er Jahre bereits Bestandteil der Logopädie. Da diese Methode nur wenig Erfolg zeigte, wurde der Ressource „Eltern" in den kommenden Jahren nur wenig Beachtung geschenkt und im Gegensatz dazu ein Milieuwechsel (Spieler, 1944), bei dem das Kind keinerlei Kontakt zu den Eltern während der Therapie hat,

für Erfolg versprechender gehalten (vgl. Kummer, 1953; Ehrsam, Heese, 1954; Lóránd, 1960; Popella, 1960; Böhme, 1980; Dührssen, 1988). Erst mit Beginn der 1990er Jahre hält die Elternarbeit wieder Einzug in die logopädische Therapie mit mutistischen Kindern.

Seit dieser Zeit lassen sich vermehrt Fachartikel zur Elternarbeit in Verbindung mit selektivem Mutismus finden. Ebenfalls wurde 2008 eine Studie (Sharkey et al., 2008) zu diesem Thema veröffentlicht.

2.6 Aktueller Forschungsstand

Baumgarten (2008) sieht in der alltäglichen familiären Beziehung nach Nestmann, Sickendiek und Engel (2006, zit. n. Baumgarten, 2008) Ressourcen für Unterstützung, Entwicklungsanregung, personales Wachstum und persönliche Widerstandskräfte.

Demnach kann die Familie wie ein „soziales Immunsystem" (Nestmann et al., 2006, zit. n. Baumgarten, 2008, S. 268) heilend auf den Patienten wirken. Nach Antonovsky (1997) entwickeln Eltern besonders dann das Gefühl der eigenen Machbarkeit wenn sie das Gefühl der Verstehbarkeit und der Bedeutsamkeit erfahren haben (Antonovsky, 1997). Er zeigt weiter auf, dass Eltern besonders gestärkt werden, wenn ihnen die Möglichkeit geboten wird, die vom vorgegebenen Modell erlernten Fähigkeiten einmal selbst auszuprobieren und Rückmeldung zu erhalten (Antonovsky, 1997). Durch diese Erfahrungen erleben die Eltern, dass sie den spracherzieherischen Anforderungen gewachsen sind, und können sich nach Antonovsky (1997) auf ihre eigenen Kompetenzen verlassen (Antonovsky, 1997).

Gerade in der logopädischen Therapie von selektivem Mutismus zeichnet sich in den letzten zehn bis fünfzehn Jahren ein starker Wandel ab. Einige der nationalen Mutismusexperten wie Katz-Bernstein (2007), Bahr (2007), Warnke, Melfsen (2007) und Hartmann (2007), aber auch die internationalen wie Sharkey et al. (2008), Sage, Sluckin (2004), Dow, Sonies, Scheib, Moss, Leonard, (1999) weisen immer häufiger auf den Einbezug der Eltern in die logopädische Therapie hin. Da bereits Ritterfeld im Jahre 2001 sehr deutlich der Forderung nach Elternarbeit als logopädischem Therapiebestandteil nachgeht, werden in der vorliegenden Arbeit die Aspekte der Elternarbeit in der logopädischen Therapie bei dem Störungsbild des selektiven Mutismus aufgezeigt (Ritterfeld, 2001).

3. Beschreibung des methodischen Vorgehens

Zur Vorbereitung des Themas wurde zunächst nach nationaler und internationaler Literatur recherchiert. Dabei lag der Schwerpunkt der Literaturrecherche auf jener Literatur, welche ausschließlich selektiven Mutismus und Elternarbeit beinhaltet. Mit Hilfe von wissenschaftlichen Datenbanken aus dem Internet wie Medline/Pubmed, Cinahl, Dimdi, Medpilot, The Cochrane Library, ISI Web Of Science und Tripdatabase ließen sich publizierte Artikel zum o. g. Thema finden. Die Suchmaschine Google, welche sich nicht zur Suche von wissenschaftlichen Artikeln eignet, dient jedoch einem ersten groben Eindruck.

Suchbegriffe, welche für die Beschaffung, der in der Arbeit verwendeten Artikel benutzt wurden, werden in Tabelle 1 aufgeführt. Dabei werden die jeweiligen Datenbanken, die gesuchten Begriffe und die tatsächlich gefundenen Ergebnisse dargestellt.

Tabelle 1: Trefferzahl der Literatursuche nach Datenbanken und Suchbegriffen

Datenbanken -------------- Suchbegriffe	Medline/ Pubmed	Cinahl	Dimdi	Medpilot	The Crochrane Library	ISI Web of Science	Tripdatabase
Selective mutism	2090	-	30	183	1	-	125
Speech therapy, selective mutism	118	-	-	126	2	-	37
Selective mutism, study	341	-	-	511	9	-	83

Parental work, mutism	3	-	-	10	-	-	6
Selective mutism, family	187	-	-	-	-	-	-
Selective mutism, mother	37	-	-	-	-	-	-
Selective mutism, Treatment, guidelines	6	-	-	-	-	-	-
Behavior therapy, Family context, selective mutism	2	-	-	-	-	-	-

Zu Beginn der Literaturrecherche steht eine sehr allgemeine und dadurch grobe Suche. Die ersten Suchbegriffe bieten eine Vielzahl an Ergebnissen mit unterschiedlichen Themenschwerpunkten, welche im Rahmen einer Bachelorarbeit nicht komplett zu sichten möglich ist. Daher wird die Eingrenzung und Kombination der einzelnen Suchbegriffe notwendig. „Selektiver Mutismus", „Elternarbeit", „Sprachtherapie" und der Begriff „Studie" liefern dagegen eine geringere Anzahl an veröffentlichten Artikeln, welche im Anschluss, nach Durchsicht der Abstracts, als geeignet oder ungeeignet für die Bachelorarbeit bewertet werden können.

Die Datenbanken Medpilot und Tripdatabase liefern exakt die gleichen Suchergebnisse wie die Datenbank Medline/Pubmed. Daher können alle

Artikel, die für die Arbeit verwendet wurden, in der Datenbank Medline/Pubmed gefunden werden (Stand: Februar 2010).

Da das Thema kindlicher Mutismus in Verbindung mit Elternarbeit im logopädischen Bereich noch ein sehr junges Thema darstellt, kann von einer Vielzahl an Literatur nicht ausgegangen werden. Um gezielter nach geeigneter Literatur zu suchen, werden einige wenige Kriterien verwendet.

Das erste Suchkriterium bezieht sich auf die Sprache. Artikel sowohl in deutscher als auch in englischer Sprache dienen dieser Arbeit als Grundlage. Die Eingabe der Suchbegriffe erfolgte in beiden Sprachen. Weiter gilt es, dem Anspruch gerecht zu werden, Artikel zu recherchieren, welche sich ausschließlich mit Elternarbeit in der kindlichen Mutismustherapie aus Sicht der Logopäden beschäftigen. Da diese Einschränkung einen sehr kleinen Bereich der Literatur darstellt, wird die Begrenzung aufgehoben und Artikel aus Sicht von Psychologen und Familientherapeuten zugelassen.

Als zweites Kriterium wird die Zeit- und Kostenökonomie aufgeführt, welche für die Beschaffung der Artikel beachtet wurde. Bei der Auswahl der verwendeten Artikel wurde darauf geachtet, dass die Fachliteratur schnell und ohne erheblichen Kostenaufwand besorgt werden kann. Daher wurde überwiegend mit Artikeln aus Fachzeitschriften gearbeitet, welche kostenlos für Studierende von Hochschulen und Universitäten zur Verfügung gestellt werden.

Da sich der Begriff „kindlicher Mutismus" lediglich auf das Kindergartenalter, maximal aber auf das Vorschulalter bezieht, ist eine genauere Festlegung des Alters bei der Literaturrecherche nicht nötig. Folglich wurde kein spezifisches Alter der Kinder mit Mutismus als Kriterium definiert.

Im Rahmen der Bachelorarbeit konnte nicht auf die gesamte recherchierte Literatur eingegangen werden. Daher wurden die Artikel, welche in die Bachelorarbeit eingeflossen sind, nach bestimmten Kriterien ausgesucht. Es galt, dem Anspruch gerecht zu werden, auf möglichst aktuelle Literatur zurückzugreifen, um den aktuellen Stand zu beschreiben. Es wurde aber ebenso auf ältere Literatur zurückgegriffen, um dem Leser ein breites Spektrum an Informationen zu liefern. Ebenfalls wurde auf die Gewichtung der Häufigkeit der verwandten Therapiemethoden in der Literatur geachtet.

4. Konzepte der Elternarbeit in der kindlichen Mutismustherapie

Generell ist es Kindern zwischen dem dritten und siebten Lebensjahr nicht möglich, alleine eine logopädische Therapie zu beginnen. Daher sind Kinder, die eine logopädische Therapie in Anspruch nehmen müssen, auf ihre Eltern angewiesen. Dieses Argument liefert bereits automatisch ab dem Zeitpunkt der Kontaktaufnahme eine nützliche Ressource: die Eltern! Diese dienen nicht nur zu Anamnese, Terminvergabe, Therapieaustausch und Fahrdienst, sondern können ab dem Erstkontakt als nützliches mitgeliefertes Attribut verwendet werden.

Gerade in der kindlichen Mutismustherapie ist ein direkter verbaler Kommunikationsaustausch zwischen Therapeut und Kind schwer bis beinahe unmöglich (Bahr, 2007). Ohnehin werden die meisten Eltern von ihren mutistischen Kindern als Sprachrohr gegenüber fremden Personen verwendet (Katz-Bernstein, 2007). Daher ist es nicht ungewöhnlich, dass in der ersten Therapieeinheit die Kommunikation zwischen Therapeut und Eltern stattfindet (Hartmann, 2007). Nach einem ausführlichen Anamnesegespräch mit den Eltern und dem sich anschließenden Therapieausblick kommt es bereits zur ersten entscheidenden Phase für die weiterführende Therapie. Zu diesem Zeitpunkt können sowohl der Therapeut als auch die Eltern entscheiden, ob sie eine Zusammenarbeit eingehen wollen. Sollte diese Entscheidung für eine Zusammenarbeit sprechen, folgt die eigentliche Elternarbeit.

Nun ist der Weg der Therapie bereits eingeschlagen und der behandelnde Therapeut hat eine hilfreiche Unterstützung hinzugewonnen.

In den nachfolgenden Abschnitten werden fünf Konzepte der kindlichen Mutismustherapie, national sowie international, vorgestellt. Dabei wird speziell auf die Einbindung der Eltern in die Therapiesituation eingegangen. Ebenfalls werden die dargestellten Therapiekonzepte von Schmidtke und Schaller (1978), Muchitsch (1979), Blum et al. (1998), Sharkey et al. (2008) und Hartmann (2004) im Hinblick auf die Modelle der Elternarbeit (Dehnhardt und Ritterfeld, 1998) eingeordnet.

4.1 Modelllernen und imitierendes Verhalten nach Schmidtke und Schaller (1978)

4.1.1 Vorstellung des Konzeptes

In dem ersten Konzept „Modelllernen und imitierendes Verhalten" von Schmidtke und Schaller (1978) kombinieren die Autoren zwei Methoden miteinander. Zum einen das Modelllernen, zum anderen operante Methoden bei hierarchischer Darbietung des zu imitierenden Verhaltens. Was bedeutet das?

Gemeinsam mit dem zu therapierenden Kind soll ein Elternteil an der logopädischen Therapie teilnehmen. Die Mutter oder der Vater wird durch den Therapeuten aufgefordert bestimmte Handlungen auszuführen. Dabei werden Handlungen stets korrekt und mehrere Male hintereinander ausgeführt. Der Therapeut verstärkt positiv jede durchgeführte Handlung bei diesem Modell.

Im Anschluss daran erhält das Kind die Aufforderung, die Aufgabe des Therapeuten in der gleichen Weise wie das Modell zu erfüllen. Verweigert das Kind die Teilnahme an dieser Stelle, macht die Mutter oder der Vater das geforderte Verhalten vor und wird positiv verstärkt. Dies wird mehrere Male wiederholt, bis das Kind in der gewünschten Weise reagiert und dieses Schema nachahmt. Erst wenn die Reaktionen des Kindes stabil sind, kann zur nächsten Aufgabe übergegangen und der Schweregrad erhöht werden. Dieses Prozedere kann bis zu einem verbalen Austausch zwischen Patient und Therapeut durchgeführt werden. Am Ende steht ein Übertrag in den realen sozialen Alltag mit dem Therapeuten, damit eine Stabilisation des verbalen Verhaltens, auch in angstbesetzten Situationen, erreicht werden kann (Schmidtke, Schaller, 1978).

An diesem Konzept fällt besonders auf, dass die Kinder nicht alleine in der Therapiesituation sind, sondern gemeinsam mit einem Elternteil daran teilnehmen.

Dabei bekommen sie das Gefühl vermittelt, dass die Nachahmung dessen, was ihre Eltern bereits ausführen, nicht negativ zu werten ist (Schmidtke, Schaller, 1978). Da mutistische Kinder zu ihren Eltern oder meist zur Mutter eine tiefe Vertrauensbasis haben, ist eine Nachahmung der Übung aus Sicht der Kinder als ungefährlich einzustufen. Es könnte jedoch die Gefahr der Übergeneralisierung in diesem Konzept bestehen, da hierbei die mutistischen Kinder lediglich die Übungen nachahmen, welche die Eltern bereits vorgemacht haben.

Was passiert aber, wenn es zu unerwarteten Situationen im Alltag kommt, welche vorab in der Therapiesituation nicht eingeübt wurden?

Mutistische Kinder, welche nach diesem Modell konditioniert werden, könnten in unerwarteten und nicht starr eingeübten alltäglichen Situationen schnell verunsichert werden und in das mutistische Muster zurückfallen. Gelingt mutistischen Kindern der Transfer in alltägliche Situationen nicht, bleiben sie stets auf einer Vorstufe zur spontanen Äußerung gegenüber fremden Menschen stehen. Dies könnte einen hohen Leidensdruck aufbauen und den weiteren Therapieverlauf erschweren (vgl. Hartmann, 2007; Katz-Bernstein, 2007).

4.1.2 Einordnung des Konzeptes

Das Konzept von Schmidtke und Schaller (1978), bei dem die Mutter oder jeweilige Bezugsperson an der Therapie teilnimmt, kann in erster Linie dem klassischen Laienmodell zugeordnet werden. Der Therapeut übernimmt während der gesamten Therapiezeit die Führungsrolle und legt sie keineswegs ab. Er bestimmt welche Übungen zu welcher Zeit passieren. Die Bezugsperson, welche das Kind begleitet und über die Anamnese Auskunft gibt, bekommt lediglich für einen Therapiebaustein den Auftrag vom Therapeuten, die geforderten Handlungsanweisungen korrekt auszuführen. Für diesen Aspekt der Elternarbeit braucht die Bezugsperson keine besonderen Voraussetzungen zu erfüllen. Damit sind die Rollen, die das Laienmodell bezeichnet, klar. Es werden keine weiteren Informationen zu den einzelnen Übungen an die Bezugsperson weitergegeben. Ebenfalls ist es dem Therapeuten nicht wichtig, den Hintergrund dieser Übungen der Bezugsperson näher zu erklären, da diese Informationen für diesen Aspekt der Arbeit nicht benötigt werden. Lediglich für eine detailreiche Datenerhebung in Form eines Anamnesegespräches werden die Eltern oder jeweiligen

Bezugspersonen herangezogen. Jedoch bleibt ihnen eine aktive Mitgestaltung der Therapie verwehrt. Häusliches Üben gibt es bei dieser Form der Therapie nicht.

Betrachtet man das Konzept von Schmidtke und Schaller (1978) jedoch genauer, wird ein weiteres Modell der Elternarbeit sichtbar. Neben dem Laienmodell lassen sich ebenfalls Ansätze aus dem Modell der geführten Beobachtung erkennen. Dabei können Eltern die „sinnvollen" Interaktionstechniken (Dehnhardt, Ritterfeld, 1998, S. 132) zwischen Therapeut und Kind beobachten. Sie erleben ihre Kinder oftmals „anders", d. h. gelöster, fröhlicher und ausgeglichener (Dehnhardt, Ritterfeld, 1998, S. 132).

Reflektierte Eltern können daraus schlussfolgern, dass der Einfluss auf ihr eigenes Verhalten im Umgang mit dem mutistischen Kind zu Veränderungen im Alltag führen kann. Der Transfer in alltägliche Situationen, ohne Anleitung durch den Therapeuten, stellt sicherlich eine Herausforderung für die Eltern dar, ist jedoch nicht als unmöglich zu bezeichnen.

4.2 Zwölf Teilschritte des verhaltenstherapeutischen Ansatzes nach Muchitsch (1979)

4.2.1 Vorstellung des Konzeptes

Dieses Konzept lehnt sich an verhaltenstherapeutische Ansätze an und besteht aus zwölf Teilschritten, welche nachfolgend aufgeführt werden.

1) Das mutistische Kind wird mit der Person, der es am nächsten steht (meist die Mutter), alleine im Therapieraum gelassen. Mutter und Kind spielen gemeinsam ein Spiel, welches zur Auflage hat, dass das Kind dieses Spiel bereits kennt und bei dem die verbale Kommunikation nicht nötig ist.

2) Der Therapeut befindet sich, bei geöffneter Tür, im Nebenraum. Die Mutter spielt und spricht mit dem Kind. Dabei wird das Kind allerdings nicht aufgefordert zu antworten oder in einer Form selbst die Kommunikation aufzunehmen.

3) Zwischen Mutter und Kind kommt es zu einer Abmachung, welche einhaltet, dass das Kind durch Kopfnicken oder -schütteln anzeigt, ob es etwas wünscht oder ablehnt. Der Therapeut kommt hin und wieder in den Therapieraum, kümmert sich aber weder um das Kind noch um die Mutter, sondern beschäftigt sich anderweitig.

4) Die Mutter stellt dem Kind während des Spielens Alternativfragen, worauf das Kind kurz und knapp antworten kann.

5) Wenn das Kind soweit ist, dass Alternativfragen im Flüsterton beantwortet werden können, bleibt der Therapeut im Raum und beschäftigt sich weiterhin alleine. Zwischendurch schaut der Therapeut den Spielenden zu und macht einzelne Bemerkungen.

6) Immer häufiger nähert sich der Therapeut dem Spieletisch, bis er sich schließlich ganz dazusetzt.

7) Der Therapeut darf mitspielen, überlässt aber die Führung der Mutter.

8) Der Therapeut bestimmt nun die Art (Zuordnungs-, Zusammensetz-, Regel-, Interaktions- und Rollenspiele) des Spiels.

9) Das Kind beschreibt dem Therapeuten verbal, was auf den Karten ist, welche ihm vorgelegt werden.

10) Das Kind erzählt von zu Hause oder von bestimmten Ereignissen.

11) Das Kind führt freie Gespräche mit dem Therapeuten.

12) Abschließend werden ein oder zwei fremde Kinder mit in die Therapiesituation genommen. Zeigt das mutistische Kind kein Rückzugsverhalten, so kann es in einer Kleingruppe von sechs bis acht Kindern seine neuerworbenen Fähigkeiten mit Hilfe des Therapeuten erproben und festigen (Muchitsch, 1979).

Ähnlich wie bei Schmidtke und Schaller (1978) erwähnt, beschreibt dieses Konzept den Einsatz der Mutter in der Therapie. Diesmal jedoch scheint der Einsatz einer vertrauenswürdigen Bezugsperson noch intensiver als im vorangegangenen Konzept. Das mutistische Kind kann sich zunächst in Ruhe und in sicherer Nähe der Mutter an die neue Umgebung gewöhnen. Dabei hat das Kind zu Beginn der Therapie keinerlei Kontakt zum Therapeuten und kann sich gemeinsam mit der Mutter auf das Spielen konzentrieren. In kleinen Schritten und immer kleiner werdenden Intervallen nähert sich der Therapeut dem Kind. Dabei hat das Kind viel Zeit, sich an die Anwesenheit des Therapeuten zu gewöhnen. Der Vorteil bei diesem Konzept ist die langsame Art, in der der Therapeut die Kontaktaufnahme zum Kind gestaltet. Dabei wird das mutistische Kind nicht sofort mit anderen bzw. fremden Menschen konfrontiert und bekommt somit erheblich Druck abgenommen.

In diesem Konzept ist darauf zu achten, dass eine Anleitung der Eltern fehlt. Das Konzept gibt nicht vor, welche Spiele die Eltern mit den Kindern spielen können. Auch müssen sich die Eltern die Alternativfragen, welche sie den Kindern stellen sollen, selbst ausdenken. Da manche Eltern erst einmal lernen müssen, wie sie gemeinsam mit ihrem Kind spielen, können sie sehr schnell in die Rolle der überforderten Mutter gelangen (vgl. Katz-Bernstein, 2007).

Ebenfalls kann diese Art von Therapiekonzept den zeitlichen Rahmen einer logopädischen Therapie erheblich ausdehnen, da der Therapeut nur in kleinen Schritten und äußerst langsam den Kontaktaufbau anbahnen kann.

4.2.2 Einordnung des Konzeptes

Das Therapiekonzept von Muchitsch (1979), welches oben vorgestellt wurde, lässt sich ebenso auf den ersten Blick in das Laienmodell einordnen. Datengewinnung über das vorgestellte Kind und eine ausführliche Anamnese findet, wie in den meisten Fällen, zwischen Therapeut und Mutter statt. Zunächst erweckt die Interaktion zwischen der Mutter und dem Kind den Eindruck des Kooperationsmodells. Der Therapeut versteht hierbei sich als Impulsgeber, der sich aber dennoch an den Wünschen und Bedürfnissen der Eltern orientiert (Dehnhardt, Ritterfeld 1998). So dürfen beispielsweise Mutter und Kind die Spiele aussuchen und die Therapiesequenzen frei gestalten. Auch die

Bereitschaft der Eltern zur Kooperation, die Offenheit gegenüber der Therapie und die Selbstbewusstheit lassen nicht an einem Kooperationsmodell zweifeln. Jedoch wird bei diesem Konzept die Einbindung der Mutter in die Therapie nur als angenehme Kontaktbrücke verstanden. Sie erleichtert dem Therapeuten die Kontaktaufnahme zum Kind. Ist diese Brücke zwischen Kind und Therapeut hergestellt, zieht sich die Mutter aus der Therapie zurück. Nicht weil sie als überflüssig angesehen wird, sondern weil der Platz der Mutter durch den Therapeuten und andere Gesprächspartner ersetzt werden kann.

Dieses Konzept der Elternarbeit kann als zusammengesetztes Modell aus zwei Teilen der Elternarbeit angesehen werden. Der erste Teil umfasst die Elternarbeit bis zu dem Punkt, an dem der Therapeut die Führung des Therapieverlaufs übernimmt (zwischen Schritt 7 und 8). Bis zu diesem Zeitpunkt liegt der Therapieverlauf in den Händen der Eltern. Allerdings werden die Eltern in diesem Modell nicht als Fachpersonen verstanden, wie im Kooperationsmodell beschrieben, sondern vielmehr als „Handlanger" (Dehnhardt, Ritterfeld, 1998, S. 133), die für das Ko-Therapeutenmodell üblich sind. Sie können von Beginn an aktiv in der Therapie ihrer Kinder mitwirken und eine quantitative Unterstützung bieten, jedoch wird hier keinerlei Anstoß zur Verhaltensänderung der Eltern gegeben.

In dem Konzept von Muchitsch (1979) vermischen sich zwei Formen von Modellen der Elternarbeit. Durch die Eltern wird lediglich eine Datenerhebung durchgeführt. Ebenso bleibt der Therapeut in diesem Konzept die Fachautorität und gibt nur scheinbar die Kontrolle in die Hände der Eltern. Die Therapiesequenzen werden dennoch vom Therapeuten, indem er Zeitpunkt und Ort, an denen er sich während der

Therapie aufhält, sowie die Intensität der Interaktion mit dem Kind, alleine bestimmt.

Diese Eigenschaften charakterisieren das klassische Laienmodell. Dennoch steht dem gegenüber die Einordnung in das Ko-Therapeutenmodell. Der Therapeut schöpft aus den familiären Ressourcen und erleichtert sich damit den Einstieg in seine Arbeit. Die Eltern werden unter Anleitung zu Handlangern geformt, welche eine quantitative Unterstützung während der Therapiesequenzen darstellen. Ebenfalls wie bei Schmidtke und Schaller (1978) lassen sich auch bei Muchitsch (1979) zwei Formen der Elternarbeit finden. Das Laienmodell wird hierbei kombiniert mit dem Modell des Ko-Therapeuten.

4.3 Audiofeedforward nach Blum, Kell, Starr, Lender, Bradley-Klug, Osborne, Dowrick (1998)

4.3.1 Vorstellung des Konzeptes

Im Jahr 1998 beschreiben Blum et al. den Aspekt des Audiofeedforward in der kindlichen Mutismustherapie. Ebenfalls wie das Konzept von Schmidtke und Schaller (1978) ist das Audiofeedforward auch dem Modelllernen untergeordnet. Bei diesem Modell haben die Eltern mehr zu leisten als bei Schmidtke und Schaller (1978) beschrieben. Blum et al. schlagen für die Therapie mit mutistischen Kindern den Einsatz von Audiokassetten vor. Dabei bekommt das mutistische Kind Szenen vorgespielt, die suggerieren, dass es bereits in Situationen spricht, in denen es bisher noch nie gesprochen hat. Diese Sequenzen werden vom Kind mehrmals täglich angehört. Blum et al. schlagen vor, dass z. B. die Mutter oder nahe Bezugspersonen des Kindes per Audiokassette Fragen an das Kind stellen, welche durch dieses verbal beantwortet werden soll. Der Kreis an Fragenden wird kontinuierlich ausgeweitet, bis das Kind erkennt, dass es sogar fremden Personen antworten kann (Blum et al., 1998).

In diesem Konzept hebt sich hervor, dass Eltern gemeinsam mit ihrem Kind eine Aufgabe gestellt bekommen und diese gemeinsam zu bearbeiten haben. Hierbei werden die Eltern in die Pflicht genommen, die zu erbringende Leistung ihres Kindes vorzubereiten, damit das Kind den Aufgabenstellungen nachkommen kann. Beide Teile, sowohl Kind als auch Eltern, werden bei diesem Modell gleichwertig gefordert.
Ohne den Einsatz der Eltern würde dies zu einer unlösbaren Aufgabe der Kinder. Hierbei ist viel Einsatz und Engagement der Eltern gefragt. Dieses Modell fordert neben dem kognitiven Einsatz der Eltern (ausgedachte Fragen an das Kind stellen) ebenso eine enorme Menge an Zeit. So müssen immer wieder neue Fragen erarbeitet werden, welche dann auf eine Audiokassette aufgenommen werden müssen, um sie im Anschluss dem Kind vorzuspielen. Auch sollen in den nächsten Stufen dieses Modells Fragen aus dem näheren Umfeld an das Kind gestellt werden (Oma, Opa, Onkel etc.). Dabei ist ebenfalls der Faktor Zeit zu bedenken, die benötigt wird, um Angehörige um Tonbandaufnahmen zu bitten. Ebenfalls kann dieses Modell nur in der häuslichen Umgebung angewendet werden, da das Kind meist zu Hause die Ruhe und die Sicherheit findet auf die gestellten Fragen zu antworten. Ebenfalls einen negativen Aspekt stellt die Forderung nach geeignetem Equipment dar. Es werden für diese Art des Modelllernens sowohl aufnahmefähige Kassetten als auch ein Abspielgerät benötigt.

Diese Voraussetzung muss erfüllt sein, bevor der Therapeut sich zu dieser Art der Elternarbeit entscheidet.

4.3.2 Einordnung des Konzeptes

Im Konzept, welches von Blum et al. (1998) beschrieben wird, lässt sich das "komplette" Modell des Ko-Therapeuten wiederfinden. In dieser klassischen Anwendung bekommen die Eltern Arbeitsaufträge vonseiten des Therapeuten, welche sie in der häuslichen Umgebung gemeinsam mit ihrem Kind durchführen. Dabei besteht der wesentliche Anteil an Elternarbeit aus Sicht des Therapeuten darin, Arbeitsaufträge an die Eltern zu verteilen. Wobei hingegen aus Sicht der Eltern die Arbeitsaufträge angenommen und umgesetzt werden müssen. Bei dem von Blum et al. (1998) vorgestellten Konzept ist es unerlässlich, auf eine starke Nutzung der familiären Ressourcen zurückzugreifen. Denn durch eine Ausweitung der an den Fragen beteiligten Personen muss schnell der enge familiäre Rahmen gesprengt und die Familie im weiteren Sinne hinzugezogen werden. Neben der gemeinsamen Übungssituation der Eltern mit ihren Kindern steht auch eine erhöhte Kontinuität und Intensität der Therapie. Dabei bleibt jedoch stets der Therapeut die Fachkraft und versteht sich hierbei als Anleiter für die Eltern. Die somit hinzugewonnene Quantität durch elterliche Unterstützung kann einen schnelleren Therapieerfolg abzeichnen. Sind Eltern gegenüber einer Zusammenarbeit mit dem Therapeuten aufgeschlossen, eilt dieser die alleinige Verantwortung mit ihnen. Dabei bestimmen die Bereitschaft zur Mitarbeit vonseiten der Eltern sowie ausreichend Zeit im häuslichen Umfeld, aber auch ein gewisses Bildungsniveau das Ko-Therapeutenmodell.

Wie bei den ersten beiden Konzepten der Elternarbeit von Schmidtke und Schaller (1978) und Muchitsch (1979) fließt in das Konzept von Blum et al. (1998) ebenfalls ein Teil des Laienmodells mit ein. Dies lässt sich damit begründen, dass die Eltern keinerlei Vorgaben vom Therapeuten erhalten, was die Art und den Umfang der Fragen betrifft. Die Eltern werden mit der Erstellung der Fragen beauftragt, ohne jedoch eine konkrete Anleitung zu erhalten. Auch ist eine Überprüfung der Fragen, welche die Eltern oder das weitere Umfeld an die Kinder stellt, nicht in diesem Konzept vorgesehen. Dieses impliziert das Modell des Laien und es ergibt sich, somit bereits zum dritten Mal, eine Vermischung der Modelle.

4.4 Parents´ and children´s treatment group nach Sharkey, McNicholas, Barry, Begley, Ahern (2008)

4.4.1 Vorstellung des Konzeptes

Ein weiteres Konzept, das die Elternarbeit in der kindlichen Mutismustherapie berücksichtigt, stammt aus dem Jahre 2008 von Sharkey et al. Dabei wird sowohl Kindern als auch den Eltern eine Therapie angeboten. Die Kinder werden von logopädischem Fachpersonal betreut, wohingegen die Eltern, in Abstimmung mit der Therapie ihrer Kinder, von psychologischen Kräften ausgebildet werden. Während die Kinder mit dem Therapeuten zusammen sind, lernen die Eltern wichtige Dinge über das Störungsbild ihrer Kinder. Dabei werden den Eltern Themen nähergebracht wie Umgang mit dem Thema Mutismus im Alltag, Umgang mit negativen Kommentaren aus der

Umwelt, Umgang mit plötzlicher verbaler Vermeidung, praktischer Umgang mit dem Vermeidungsverhalten ihrer Kinder und Unterstützung der Kinder im Schulalltag. Eltern werden dahingehend geschult, wie sie ihr Verhalten im Alltag zu Gunsten ihrer Kinder ändern können. Eltern, welche besorgt oder gar verängstigt sind, werden Strategien vermittelt, mit deren Hilfe sie besser mit ihren eigenen Ängsten umgehen können ohne diese auf das mutistische Kind zu projizieren. Im besten Falle ergibt sich aus einer Elterngruppe ein soziales und stabiles Netz, welches sich gegenseitig unterstützt und zum Gelingen der Verhaltensveränderung ermutigt (Sharkey et al., 2008).

Sharkey macht deutlich, dass bei dieser Form von kindlicher Mutismustherapie zunächst einmal die Gemeinschaft zu nennen ist (Sharkey et al., 2008). Eltern, welche sich im Alltag doch sehr stark stigmatisiert und isoliert fühlen, erfahren in der Gruppe von Menschen mit gleichen Problemen. Dies führt wiederum dazu, dass sie sich verstanden fühlen und einfacher über ihre Probleme und den eigenen Leidensdruck sprechen können. Ebenso ist ein gemeinschaftliches Erarbeiten von Problemlösungen für manche Eltern weniger schwer, als selbstständig eine, eventuell notwendige, psychotherapeutische Therapie zu bestreiten. Hierbei bekommen Eltern keinesfalls das Gefühl vermittelt, sie seien an dem Schicksal ihrer Kinder beteiligt oder gar schuld. Sondern sie bekommen die Hintergründe und fachlichen Informationen zu ihrem eigenen Verhalten und dessen Bedeutung für ihr Kind von Fachpersonen verständlich vermittelt. Dieses Konzept beinhaltet nicht nur die Gemeinschaft während der Therapiesituation, sondern kann auch bei Bedarf nach abgeschlossener Therapie ausgeweitet werden. So entsteht ein soziales Netz der Eltern von mutistischen Kindern mit ständigem Informationsaustausch.

Auch dieses Konzept verzeichnet nach Sharkey nicht nur Vorteile (Sharkey, 2008). Von Beginn an sind Eltern von ihren Kindern in der Therapiesituation getrennt. Beide haben keinerlei Kontakt zueinander und arbeiten an unterschiedlichen Schwerpunkten. Durch eine angestrebte Verhaltensänderung seitens der Eltern können sich die Kinder nicht mehr auf das ‚alte' Verhaltensmuster ihrer engsten Bezugspersonen verlassen. Ab diesem Zeitpunkt ändert sich schlagartig ihr bisheriges, scheinbar sicheres System und sie müssen sich an die Veränderungen ihrer Eltern anpassen. Dabei ist es nicht immer leicht für die Eltern, konsequent die neu erlernten Regeln zu befolgen. Dies kann zu einem instabilen Muster führen und die Kinder werden verunsicherter. Auch ist es wichtig, dass die Eltern an allen therapeutischen Sitzungen teilnehmen. Dies bedeutet eine noch offenere Haltung gegenüber dem Wunsch nach Veränderung. Die Eltern sollten sich vorab darüber einig sein, ob sie diesem starren System Folge leisten wollen und auch können. Denn eine lapidare Haltung gegenüber dieser Therapiemethode würde nicht zum angestrebten Therapieerfolg führen.

4.4.2 Einordnung des Konzeptes

Das vorgestellte Konzept von Sharkey et al. (2008) beinhaltet ebenso wie die bereits vorangegangenen Konzepte das Laienmodell. Diese Form der Elternarbeit dient zur Datenerhebung und liefert den Therapeuten Details zur Anamnese. Außerdem enthält dieses Konzept eine Form des Interaktionstrainings. Zu Beginn kann dieses Konzept den Anschein erwecken, dass die Eltern nicht gemeinsam mit ihren Kindern arbeiten. Doch diesem Eindruck wird das nachfolgend begründete

Konzept nicht gerecht. In diesem Modell wird die Kompetenz der Familie genutzt und ausgeweitet. Sharkey et al. (2008) streben hauptsächlich eine Veränderung des Erziehungs- und Interaktionsverhaltens an. Die Eltern sind bei diesem Konzept zwar getrennt von ihren Kindern, jedoch lernen sie parallel zu ihnen aktiv und selbstständig zu kommunizieren. Durch dieses Verhalten wird ein kindgerechter Kommunikationsaustausch gewährleistet. Die Rolle des Therapeuten wandelt sich im Vergleich zu den bereits vorangegangenen Konzepten. Der Psychotherapeut ist ebenso wie der Sprachtherapeut in der Rolle der Fachautorität. Der Psychotherapeut wird aber vielmehr als Anleiter zu neuen Verhaltensstrategien der Eltern gesehen. Da die Eltern bei dieser Form der Therapie keine direkten Partner des Sprachtherapeuten darstellen, können sie in der Therapie ihrer Kinder nicht aktiv mitwirken. Allerdings lernen sie durch die begleitenden Psychotherapeuten neue Verhaltensmuster und welche Reaktionen diese widerspiegeln. Zeigen Eltern bereits den Mut und die Bereitschaft zur Veränderung, sind die Voraussetzungen der Eltern für dieses Therapiemodell erfüllt. Durch die erlernte Verhaltensänderung der Eltern ist eine Fortführung der neuen Strategien auch außerhalb der Therapie anwendbar. Da das neu erlernte Verhalten von den Eltern angenommen worden ist, können sie dieses in jeder Alltagssituation abrufen und ihren Kindern gegenüber anwenden. Dabei führen sie nicht nur steif ein antrainiertes Muster aus, sondern haben auch Fachwissen über das qualitative Vorgehen gegenüber ihren Kindern.

4.5 Systemische Mutismustherapie nach Hartmann (2004)

4.5.1 Vorstellung des Konzeptes

Die im Jahre 2004 erstmals vorgestellte systemische Mutismustherapie von Hartmann ist ein interdisziplinär ausgerichteter Therapieansatz. Dabei teilen sich Psychiatrie, Psychotherapie und die Sprachtherapie das Aufgabenfeld. Der Ansatz der systemischen Mutismustherapie besteht aus fünf Modulen, welche zum einen die Ursachen-Wirkungs-Zusammenhänge, eine ausführliche Diagnostik mit mehreren Disziplinen, interdisziplinäre Runden, Elternarbeit und -beratung sowie letztlich die Mutismustherapie beschreiben. Bei dieser Form von Elternarbeit wird gemeinsam mit dem Therapeuten der Frage nach angemessener Förderung im Hinblick auf Beschulung der Kinder sowie dem Umgang im häuslichen Umfeld mit dem mutistischen Kind nachgegangen. Wichtig ist hierbei, dass das mutistische Kind kein Krankheitsbild vermittelt bekommt und demnach auch keine Sonderstellung durch die Eltern erfährt. Dieses Verhalten der Eltern würde dazu führen, dass das mutistische Kind das Schweigen aufrechterhält. Dieser Ansatz beinhaltet den Punkt Elternarbeit, dient jedoch zur Aufklärung der Eltern und soll ihnen einen Anstoß zur Verhaltensänderung im Alltag geben. Dabei werden keine gemeinsamen Übungen von Eltern und Kind gefordert (Hartmann, 2004).

Positiv, merkt Hartmann (2004) an, ist, dass Eltern die Hintergründe ihres Verhaltens erklärend dargestellt bekommen. Eine interdisziplinäre Zusammenarbeit kann, gerade im Hinblick auf den Umgang mit dem Störungsbild, auf die Eltern begünstigend wirken. So berichtet nicht nur eine Disziplin, nämlich die Sprachtherapie, von günstigerem Verhalten der Eltern, sondern auch die Psychotherapie. Ebenso überlegen sich Therapeut und Eltern gemeinsam nach eine geeignete Förderung der mutistischen Kinder, z. B. in Bezug auf eine geeignete Beschulung. Die positiven Aspekte dieses Konzeptes können allerdings auch schnell zu negativen umschlagen, gibt Hartmann (2004) zu bedenken. Manche Eltern haben bereits einen langen Weg des Schweigens ihrer Kinder hinter sich. Damit verbunden sind eventuell schon einige gescheiterte Ansätze zur Therapie. Wenn Eltern über mehrere Jahre hinweg von unterschiedlichen Disziplinen Anregungen zum Verhalten oder ihrer Einstellung gegenüber dem Störungsbild ihrer Kinder bekommen, ist es nicht ungewöhnlich, dass eine Resignation vonseiten der Eltern eintritt. Daher ist eine zu intensive Forderung von allen Seiten an die Eltern zu vermeiden. Diese Form der Elternarbeit ist sehr schwierig umzusetzen, da mit einer Überflutung von Anstößen zur Verhaltensänderung an die Eltern herangetreten wird. Von allen Disziplinen erhalten sie Anweisungen, diesen nachzukommen, was einen enormen Druck auf die Eltern implizieren muss.

4.5.2 Einordnung des Konzeptes

Das Konzept der „systemischen Mutismustherapie" von Hartmann (2004) zeigt, dass sich die Arbeit mit den Eltern auf zwei Bereiche beschränkt. Zum einen wird in diesem Konzept die Beratung der Eltern betont. Dabei wird den Eltern gemeinsam mit dem Therapeuten eine Einsicht in das Störungsbild der Kinder gegeben. Zum anderen wird aber auch Fragen hinsichtlich der geeigneten Beschulung nachgegangen. Die Beratung gehört zwar nicht in den Bereich der Elternarbeit, ist jedoch in diesem Fall nicht abzugrenzen, da eine Menge an Fachwissen an die Eltern vermittelt wird. Dies ist jedoch keine direkte Art von Elternarbeit und dient lediglich der Beratung und Aufklärung der Eltern. Da zu diesem Bereich eine Anamnese gerechnet wird, kann dieser dennoch eingeordnet werden. Der Bereich Beratung und Aufklärung kann dem Laienmodell zugeordnet werden. Weiter kann in der Masse an Informationen aber auch der Aspekt des qualitativen Hintergrundwissens aus dem Kooperationsmodell entdeckt werden.

Als zweiten Bereich gibt Hartmann (2004) das Verhalten der Eltern an. In diesem Bereich wird gemeinsam mit anderen interdisziplinären Fachkräften an einer Verhaltensänderung der Eltern gearbeitet. So ist die Vermittlung dessen, dass das Störungsbild des Mutismus nicht als Krankheitsbild gegenüber dem Kind angesehen werden soll und dieses somit keiner Sonderbehandlung obliegt, ein großer Schritt in die Richtung der Verhaltensänderung. Das Verhalten der Eltern gegenüber dem Kind und dem dazugehörigen Störungsbild setzt eine komplette Verhaltensänderung der Eltern voraus. Diese Aspekte lassen sich sowohl im Modell der geführten Beobachtung sowie im Modell Interaktionstraining und ebenfalls im Kooperationsmodell wieder finden.

Obwohl Hartmanns Konzept (2004) auf den ersten Blick einen geringen Anteil an Elternarbeit aufweist, lassen sich doch nach genauerem Hinsehen die genannten Modelle der Elternarbeit erkennen. Somit stellt das Konzept von Hartmann (2004) als einziges mehrere Modelle der Elternarbeit, nämlich das Laienmodell, Kooperationsmodell, Interaktionstraining und die geführte Beobachtung, in einem Konzept vereint dar.

5. Zusammenfassung und Ergebnisse

Die Integration der Elternarbeit in eine logopädische Therapie von kindlichem Mutismus scheint auf den ersten Blick nicht leicht. Zum einen lässt sich eine Vielzahl an Modellen der Elternarbeit mit verschiedenen Schwerpunkten finden. Zum anderen ist das Störungsbild des selektiven Mutismus kein alltägliches Störungsbild, bei dessen Behandlung man einem hierarchischen Aufbau als Therapeut folgen kann. Zudem ist eine logopädische Behandlung bei selektivem Mutismus inklusive der Elternarbeit sehr individuell und kann nicht für alle Behandlungen selektiv mutistischer Kinder und deren Eltern pauschalisiert werden. Wie unter Kapitel 4 beschrieben, lassen sich keine Reinformen der Elternarbeit in den hier vorgestellten Therapiekonzepten finden. Dies lässt die Annahme zu, dass mehrere Modelle der Elternarbeit zu einem Mutismustherapiekonzept gehören und eine Reinform der Elternarbeit nicht zu den Ansätzen der logopädisch selektiven Mutismustherapie zu zählen ist.

Wird davon ausgegangen, dass keine Reinform von Elternarbeit in der selektiven Mutismustherapie Anwendung findet, dann lässt diese Spekulation zweierlei Schlussfolgerungen zu. Zum einen könnte es daran liegen, dass eine selektive Mutismustherapie mit nur einem Modell der Elternarbeit aus Gründen der notwendigen Zusammenarbeit nicht zu realisieren ist. Die Grenzen zwischen den einzelnen Formen der Elternarbeit sind zum einen klar definiert, bergen aber auf der anderen Seite die Gefahr, dass sie leicht überschritten werden können und dadurch eine Modellvermischung stattfindet. Die zweite Schlussfolgerung folgt daraus, dass es für Elternarbeit noch keine einheitlichen Leitlinien gibt, wie Ritterfeld 2001 (Ritterfeld, 2001) bereits gefordert hat. Der Therapeut ist daher frei in seiner Wahl der, aus seiner Sicht, geeignetsten Form der Elternarbeit. Diese Erkenntnis bedeutet allerdings, dass der Therapeut sicher im Umgang mit den Modellen der Elternarbeit sein muss, um die theoretischen Modelle in der praktischen Arbeit umsetzen zu können. Da es bis heute nur wenige Leitlinien für den Einsatz der Elternarbeit in der logopädischen Therapie gibt, ist es umso wichtiger, dass, wenn der Therapeut sich an allen Modellen der Elternarbeit bedienen darf, er sich bestens mit den einzelnen Modellen auszukennen hat, die Abgrenzung zu anderen Modellarten genau feststellen kann und diese getrennt oder auch kombinierend miteinander zu verwenden weiß. Es sind noch keine Studien geliefert worden, ob lediglich ein Modell der Elternarbeit ausreicht, oder bessere Therapieergebnisse geliefert werden, wenn mehrere Formen der Elternarbeit in die Therapie von selektivem Mutismus mit einfließen. Diese Frage könnte als Forschungsauftrag für nachfolgende Studien verstanden werden.

Als wichtigste Voraussetzung für eine selektive Mutismustherapie gilt die Bereitschaft der Eltern eine generelle Veränderung herbeizuführen. Diese Veränderungen beziehen sich meist auf das Verhalten der Eltern gegenüber dem Kind. Logopädische Therapiekonzepte, die darauf abzielen, lehnen sich häufig an verhaltenstherapeutische Konzepte an. Ähnlich erkennt diese Voraussetzung Bahr (2007) an. Erst wenn die Bereitschaft der Eltern gegeben ist eine Veränderung, z.B. im Milieu oder vorbildlichen Verhalten, für ihre Kinder herbeizuführen, kann Elternarbeit in der selektiven Mutismustherapie funktionieren. Dabei ist es wichtig, dass sich die Therapeuten auf die Eltern verlassen können. Ein geringer Therapieerfolg lässt sich verzeichnen, wenn ein Therapiekonzept mit dem Aspekt Elternarbeit begonnen und dann festgestellt wird, dass sich

Eltern überfordert fühlen und im schlimmsten Fall die Therapie aufgeben. Dadurch wäre eine erfolgreich verlaufende Therapie gefährdet. Durch die Vorstellung und Einordnung der Therapiekonzepte in die Modelle der Elternarbeit ist deutlich geworden, dass nicht nur die Kinder eine Veränderung ihrer Kommunikation, ihres Verhaltens und ihrer Lebenssituation benötigen. Auch müssen Eltern diesen Prozess durchlaufen und einer Veränderung ihrer eigenen Person im positiven Sinne tolerant gegenüberstehen.

In allen fünf oben aufgeführten Konzepten lässt sich das Laienmodell wiederfinden. Dieses Modell, welches die Fachliteratur bereits als veraltet ansieht (vgl. Dehnhardt, Ritterfeld, 1998), scheint jedoch nicht aus der logopädischen Therapie von kindlichem Mutismus wegzudenken. Jedoch wird dieses Modell der Elternarbeit in keinem der bereits vorgestellten Konzepte als Reinform angewendet. Das Laienmodell, so macht es den Anschein, benötigt in der selektiven Mutismustherapie einen Modellpartner. Bei Schmidtke und Schaller (1978) bildet es einen Partner zum Modell der geführten Beobachtung. Bei Muchitsch (1979) und Blum et al. (1998) fungiert es als Partner des Ko-Therapeutenmodells. Sharkey et al. (2008) kombinieren das Laienmodell mit dem Interaktionstraining. Hartmann (2004) stellt dem Laienmodell die Modelle des Interaktionstrainings, der geführten Beobachtung und des Kooperationsmodells zur Seite.

5.1 Ergebnisdarstellung der einzelnen Therapiekonzepte

Das Konzept "Modelllernen und imitierendes Verhalten" von Schmidtke und Schaller (1978) wirkt sehr klassisch und leicht im Therapiealltag umsetzbar. Für diese Modelle der Elternarbeit werden keine besonderen Voraussetzungen vorgegeben. Der Therapeut kann dieses Konzept der selektiven Mutismustherapie in seinem gewohnten Behandlungsraum in Anwesenheit der Eltern umsetzen. Dazu benötigt er keine weiteren Utensilien. Ebenso müssen sich sowohl Kinder, Eltern als auch Therapeut nicht besonders auf die Therapie mit dem Aspekt der Elternarbeit vorbereiten.

Das Konzept "Zwölf Teilschritte des verhaltenstherapeutischen Ansatzes" von Muchitsch (1979) fordert im Vergleich zum vorangegangenen Konzept mehr Eigenleistung von den Eltern. Von ihnen wird erwartet, dass sie sich alleine mit ihren Kindern beschäftigen, ohne vom Therapeuten konkrete Vorgaben erhalten zu haben. Dieses Konzept bietet, wie in Kapitel 4.2 dargestellt, einige positive Aspekte. Allerdings ist hierbei zu bedenken, dass jeder einzelne Schritt der zwölf Teilschritte sehr dehnbar sein kann. Falls das Kind die nächste Stufe des Modells nicht erreicht, kann sich eine Behandlung nach diesem Konzept in die Länge ziehen. Dabei ist zu bedenken, dass die Heilmittelverordnungen für ein selektiv mutistisches Kind nicht unendlich sind. So besteht die Gefahr, dass ein vorzeitiger Abbruch der Therapie aus Kostengründen vorgenommen werden muss.

Das Behandlungskonzept „Audiofeedforward" von Blum et al. (1998) stellt ein weiteres Behandlungskonzept mit einem hohen Zeitaufwand der Elternarbeit dar. Dabei ist die Behandlung nach diesem Konzept weniger zeitaufwendig für den Therapeuten. Die Eltern haben hierbei einen hohen Anteil an selbstständiger Arbeit zu errichten. Vor den Sprachaufzeichnungen der Verwandten und Bekannten steht die Anschaffung des benötigten Equipments. Dies kann eine zusätzliche

Kostenaufwendung bedeuten, welche die Eltern selbst tragen müssen. Dieser Aspekt sollte bei Eltern mit geringen finanziellen Mitteln bedacht werden. Ist das benötigte Equipment besorgt, wird eine Menge Zeit in die Aufnahme von Gesprächspartnern investiert.

Sharkey et al. (2008) gehen mit ihrer Studie "Group therapy for selective mutism – A parents' and children's treatment group" beispielgebend voran. Sie erforschen die Möglichkeiten und Wirksamkeiten in der Gruppentherapie von selektiv mutistischen Kindern und ihren Eltern. Dabei stellen sie dar, wie die gemischten Formen der Elternarbeit aus Laienmodell und Interaktionstraining überdurchschnittlichen Therapieerfolg im Vergleich zur Kontrollgruppe verzeichnen. Das vorgestellte Therapiekonzept von Sharkey et al. (2008) stellt zwar einen überdurchschnittlich guten Therapieerfolg dar, allerdings scheinen die Umstände, unter denen dieses Therapiekonzept angewendet wird, hohe Voraussetzungen zu benötigen. Sharkey et al. arbeiten in ihrem Konzept sowohl mit Sprachtherapeuten als auch mit Psychotherapeuten zusammen. Dies stellt in der alltäglichen Praxissituation keine realistischen Bedingungen dar. Es wird zum einen eine homogene Gruppe an selektiv mutistischen Kindern für dieses Konzept benötigt. Außerdem die gleiche Anzahl an Eltern, die bereit sind, mit Psychotherapeuten zusammenzuarbeiten. Zum anderen wird für diese Form der Elternarbeit eine interdisziplinäre Zusammenarbeit zwischen Sprachtherapeuten und Psychotherapeuten benötigt. Neben der Suche nach den geeigneten Räumlichkeiten, deren dieses Projekt bedarf, kommt auch ein hoher zeitlicher Aufwand auf die betroffenen Personen zu. Das gesamte Konzept von Sharkey et al. (2008) sticht hervor durch seinen guten Therapieerfolg und die gemischten Formen der

Elternarbeit, ist aber auf der anderen Seite schwer zu realisieren und in den logopädischen Arbeitsalltag zu integrieren.

Hartmann (2007) mit dem Konzept der „systemischen Mutismustherapie" zeigt dagegen eine Kombination verschiedener Modelle der Elternarbeit. In diesem Behandlungskonzept beschäftigt sich der Therapeut sowohl mit den Kindern als auch mit den Eltern. Eine umfassende Aufklärung über das Störungsbild der Kinder ist Hartmann (2007) bei diesem Behandlungskonzept sehr wichtig. Die Eltern werden nicht nur umfassend über das Störungsbild ihrer Kinder informiert, sondern erhalten wertvolles Hintergrundwissen zur Behandlung. Dadurch werden sie selbst zur Fachkompetenz. Gerade durch die Masse an Hintergrundwissen soll den Eltern vermittelt werden, wie wichtig eine Verhaltensänderung auch von ihrer Seite ist, um eine Erfolg versprechende Therapie zu absolvieren.

5.2 Relevanz des Themas für das Fachgebiet der Logopädie

Die International Classification of Diseases (ICD) (Dilling, Mambour, Schmidt, 2000) beschreibt den Mutismus als eine Entwicklungsstörung des Sprechens und der Sprache. Daher ist anzunehmen, dass ein mutistisches Kind in den Arbeitsbereich der Logopädie fällt. Diese Annahme hat keinen Anspruch auf Ausschließlichkeit, da selektiver Mutismus ebenso von anderen Arbeitsbereichen, wie z. B. der Psychoanalyse oder Verhaltenstherapie, als Entwicklungsstörung des Kindes behandelt werden kann. Im Gegensatz zu anderen Disziplinen allerdings beschäftigt sich die Logopädie vordergründig nicht mit den Ursachen des Schweigens, die im angelernten Verhalten oder im Milieu des Kindes zu finden sein können. Die Logopädie beschäftigt sich mit und behandelt das Symptom Schweigen. In den vorangehenden logopädischen Therapiekonzepten wird jedoch deutlich, dass das Umfeld des Kindes in die Therapie mit einbezogen wird. Während sich andere Disziplinen primär mit dem Umfeld beschäftigen, um dem Kind zu helfen, nutzen logopädische Konzepte das Umfeld in Form der Eltern als Unterstützung in der Therapie.

Da das Störungsbild Mutismus in der Logopädie ein noch junges Forschungsgebiet darstellt, ist es im Verhältnis zu anderen kindlichen Störungsbildern, die das Fachgebiet betreffen, wenig erforscht. Aus diesem Grund scheint es wichtig, Therapiekonzepte zur Behandlung von selektivem Mutismus in der Logopädie zusammenzutragen. Die vorliegende komprimierte Aufarbeitung des Themas kann Logopäden helfen, eine Übersicht über Therapiemethoden, welche sich mit Elternarbeit in der kindlichen Mutismustherapie beschäftigen, zu gewinnen. Wie auch andere Disziplinen mit Eltern zusammenarbeiten, so scheint es auch wichtig für das Fachgebiet der Logopädie den Eltern im Rahmen der kindlichen Mutismustherapie eine tragende Rolle bezüglich des Therapieerfolgs zu zuweisen (vgl. Atoynatan, 1985; Sharkey, 2008). Neben der primären Arbeit mit den Kindern sind auch die Eltern in die Therapie mit einzubeziehen. Deswegen erscheint es gerade in der logopädischen Therapie von kindlichem Mutismus wichtig geeignete Konzepte zur Elternarbeit vorzustellen, um eine effiziente logopädische Therapie planen und durchführen zu können.

6. Ausblick

Bereits seit Beginn der 1930er Jahre beschäftigen sich Fachpersonen mit dem Störungsbild des selektiven Mutismus. Ebenso lange wird die Integration der Elternarbeit in eine Mutismustherapie erkundet. In der vorliegenden Arbeit wurden fünf Konzepte vorgestellt, welche sich alle diesem Thema gewidmet haben. Dabei ist anzumerken, dass erst vor wenigen Jahren eine Studie über die Wirksamkeiten und Möglichkeiten in der Mutismustherapie mit dem Aspekt der Elternarbeit angefertigt wurde. Welche Auswirkungen eine kindliche Mutismustherapie mit dem Aspekt der Elternarbeit haben kann, ist noch nicht erforscht worden. Dies könnte einen Ansatz für eine weitere Studie liefern.

Erfahrungsberichte darüber, welche Auswirkungen die jeweiligen Modelle der Elternarbeit in der logopädischen Therapie von selektivem Mutismus haben, waren ebenso wenig zu finden wie Modelle der Elternarbeit, welche sich nicht für eine Mutismustherapie eignen. Auch in diese Richtung wurde noch wenig geblickt, demnach sind nachfolgende Arbeiten in diesem Bereich wünschenswert. Neben den geringen Erfahrungsberichten von Fachpersonen, wie den jeweiligen Therapeuten, gibt es ebenfalls wenige Erfahrungsberichte von Eltern, die eine logopädische Mutismustherapie mit dem Aspekt der Elternarbeit bereits absolviert haben. Welches Modell der Elternarbeit in der logopädischen Therapie von kindlichem Mutismus ist Eltern am liebsten?

Abschließend bleibt zu sagen, dass bereits heute eine Vielzahl an Modellen der Elternarbeit für eine logopädische Therapie vorhanden ist. Allerdings ist die korrekte Umsetzung der Elternarbeit in der logopädischen Therapie von kindlichem Mutismus nicht nur wegen des diffizilen Störungsbildes schwierig, auch der phlegmatische Umgang mit den einzelnen Modellen der Elternarbeit spielt dabei eine Rolle.

Prinzipiell wäre es wünschenswert, einen hohen Anteil an Elternarbeit mit in die logopädische Therapie einfließen zu lassen. Dementsprechend müssten Therapeuten absolut sicher im Umgang mit den jeweiligen Modellen der Elternarbeit sein, um diese individuell auf die Eltern anzupassen.

Literaturverzeichnis

Antonovsky, A. (1997). Salutogenese. Tübingen: dgvt - Verlag.

Antoynatan, T. (1986). Elective Mutism: Involvement of the Mother in the treatment of the Child. *Child Psychiatry and Human Development*, 17, 15-27.

Altshuler, L.L.; Cummings, J.L.; Mills, M.J. (1986). Mutism: review, differential diagnosis, and report of 22 cases. *American Journal of Psychiatry*, 143, 1409-1414.

Bahr, R. (2007). *Wenn Kinder schweigen*. Düsseldorf: Patmos Verlag.

Baumgarten, S. (2008). *Kindersprachtherapie*. München, Basel: Ernst Reinhardt Verlag.

Black, B.; Uhde, T.W. (1995). Psychiatric characteristics of children with selective mutism – A pilot study. *Journal of the American Academy of Child and Adolescent Psychiatry*, 34, 847-856.

Blum, N.J.; Kell, R.S.; Starr, H.L.; Lender, W.L.; Bradley-Klug, K.L.; Osborne, M.L.;

Dowrick, P.W. (1998). Case study: Audiofeedforward treatment of selective mutism. *Journal of the American Academy of Child and Adolescent Psychiatry*, 37, 40-43.

Böhme, G. (1980). *Therapie der Sprach-, Sprech- und Stimmstörungen*, Stuttgart, New York: Gustav Fischer Verlag.

Brand, H. (1984). Mutismus - eine Behandlung auf verhaltenstherapeutischer Grundlage. *Sprache-Stimme-Gehör*, 8, 4-14.

Braun, O. (1999). *Sprachstörungen bei Kindern und Jugendlichen.* Stuttgart: Kohlhammer.

Brown, B.J.; Lloyd, H. (1975). A controlled study of children not speaking at school. *Journal of the Association of Workers for Maladjusted Children*, 3, 49-63.

Brumetz, H. (1979). Das Problem des Mutismus in älterer und neuerer Literatur. *Der Sprachheilpädagoge,* 11, 1-7.

Dehnhardt, C.; Ritterfeld, U. (1998). Modelle der Elternarbeit in der sprachtherapeutischen Intervention. *Die Sprachheilarbeit*, 43, 128-136.

Dilling, H.; Mombour, W.; Schmidt, M.H. (2000). *Internationale Klassifikation psychiatrischer Strörungen.* Berlin, Göttingen, Toronto, Seattle: Hans Huber Verlag.

Dow, S.; Sonies, B.; Scheib, D.; Moss, S.; Leonard, H. (1999). Practical Guidelines for the Assessment and Treatment of Selective Mutism. Psychiatry, 34, 836-846.

Dummit, E.S.; Klein, R.G.; Tancer, N.K.; Asche, B.; Martin, J. (1996). Fluoxetine treatment of children with children with selective mutism. An open trail. *Journal of the American Academy of Child and Adolescent Psychiatry*, 35, 615-621.

Ehrsam, E.; Heese, G. (1954). Pädagogische Betrachtungen zum elektiven Mutismus, *Acta Peadopsychiatrica*, 21, 12-18.

Goll, K. (1979). Role Structure and Subculture in Families of Elective Mutism. *Family Process*, 18, 55-68.

Hartmann, B. (2007). *Mutismus, Zur Theorie und Kasuistik des totalen und elektiven Mutismus.* Berlin: Wissenschaftsverlag Volker Spiess.

Heinemann, E.; Hopf, H. (2004). *Psychische Störungen in Kindheit und Jugend.* Stuttgart: Kohlhammer.

Hesselman, S. (1983). Elective mutism in children 1877 – 1981: A literary summary. *Acta Peadopsychiatrica*, 49, 297–310.

Hoffman, S.; Laub, B. (1986). Paradoxical intervention using a polarization model of cotherapy in the treatment of elective mutism: a case study. *Contemporary Family Therapy*, 2, 136-143.

Katz-Bernstein, N. (2007). *Selektiver Mutismus bei Kindern – Erscheinungsbilder, Diagnostik, Therapie.* München: Ernst Reinhardt Verlag.

Kummer, R. (1953). Betrachtungen zum Problem des freiwilligen Schweigens.

Psychiatrie, Neurologie und Medizinische Psychologie, 5,79-83.

Kurt, E.; Sxchweigert, K. (1972). Ursachen und Entwicklungsverlauf des Mutismus bei Kindern. *Psychiatrie, Neurologie und Medizinische Psychologie*, 24, 741-749

Kürscher, U. (1998). Wege aus dem Schweigen - Therapie bei selektivem Mutismus. *Systhema*, 2, 160-171.

Lesser-Katz, M. (1986). Stranger reaction and elective mutism in young children. *American Journal of Orthopsychiatry*, 56, 458-469.

Lóránd, B. (1979). Katamnese elektiv mutistischer Kinder, *Acta Peadopsychiatrica*, 27, 273-289.

Lowenstein, L.F. (1979). The result of twenty-one elective mute cases. *Acta Peadopsychiatrica*, 45, 17-23.

Melfsen, S.; Warnke, A. (2007). Überblick zur Behandlung des selektiven Mutismus. *Zeitschrift für Kinder- und Jugendpsychiatrie und Psychotherapie*, 35, 399-409.

Mertens, W. (2004). *Psychoanalyse. Geschichte und Methoden.* München: C. H. Beck.

Möller, D.; Spreen-Rauscher, M.; Schelten-Cornish, S. (2005). Möglichkeiten der frühen indirekten Therapie und Prävention bei Sprachentwicklungsstörungen. *L.O.G.O.S. Interdisziplinär*, 13, 93-94.

Muchitsch, E. (1979). Der Mutismus aus psychologischer Sicht. *Der Sprachheilpädagoge*, 11, 8-14.

Paniagua, F.A.; Saeed, M.A. (1987). Labeling and Functional Language in a Case of Psychological Mutism. *Journal of Behavioral & Experimental Psychology*, 18, 259-267.

Popella, E. (1960). Psychogener Mutismus bei Kindern. *Der Nervenarzt*, 31, 257-263.

Remschmidt, H. (2000). *Kinder- und Jugendpsychiatrie. Eine praktische Einführung.* Stuttgart: Thieme.

Ritterfeld, U. (2001). Wider den Ideologien. Ein Kommentar zu dem Beitrag von Ursula Pixa-Kettner: "Elternarbeit, Elternberatung, Elternbildung - Konzepte der Zusammenarbeit mit Eltern (sprach-)behinderter Kinder im Wandel". *Die Sprachheilarbeit*, 3, 132-134.

Rosenberg, J.B.; Lindblad, M.B. (1978). Behavior Therapy in a Family Context: Treating Elective Mutism. *Family Process*, 17, 77-82.

Rosetti, L.M. (2001). *Communication Intervention - Birth to Three.* San Diego: Singular Publishing Group Inc.

Rösler, M. (1981). Befunde beim neurotischem Mutismus der Kinder. *Praxis der Kinderpsychologie und Kinderpsychiatrie*, 30, 187-197.

Saloga, W. (1983). Probleme des elektiven Mutismus bei Jugendlichen. *Praxis der Kinderpsychologie*, 32, 128-132.

Schmidtke, A.; Schaller, S. (1978). Lernen am Modell als verhaltenstherapeutische Strategie bei elektivem Mutismus. *Acta Paedopsychiatrica*, 43, 57-71.

Schoor, U. (2002). Schweigende Kinder im Kindergarten und in der Schule. *Die Sprachheilarbeit*, 5, 219-225.

Sharkey, L.; McNicholas, F.; Barry, E.; Begley, M.; Ahern, S. (2008). Group therapy for selective mutism – A parents' and children's treatment group. *Journal of Behavior Therapy and Experimental Psychiatry*, 39, 538-545.

Sluckin, A.; Foreman, N.; Herbert, M. (1991). Behavioural Treatment Programs and Selectivity of Speaking at Follow-Up in a Sample of 25 Selective Mutes. *Australian Psychologist*, 26, 132-137.

Spieler, J. (1944). *Schweigende und sprachscheue Kinder.* Olten: Knapp Verlag.

Tramer, M. (1934). Elektiver Mutismus bei Kindern. *Zeitschrift für Kinderpsychiatrie*, 1, 30-35.

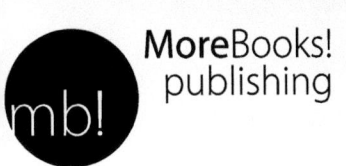
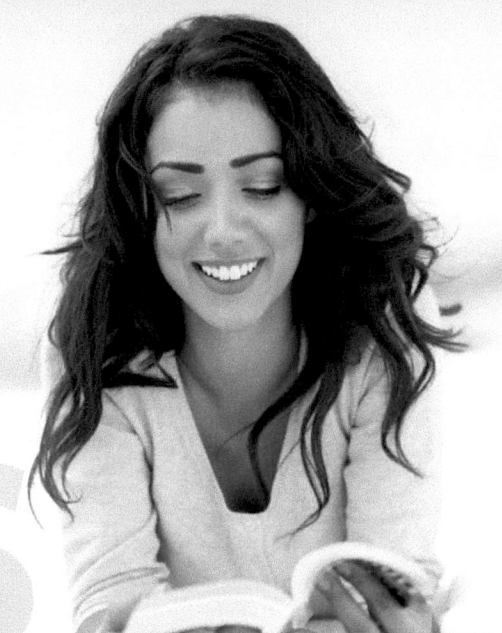
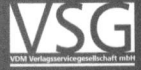

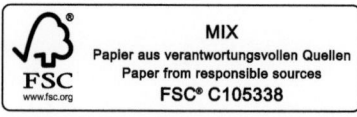
Printed by Books on Demand GmbH, Norderstedt / Germany